AF310800

PUBLICATIONS DU *PROGRÈS MÉDICAL*

NOTE

SUR LES

KYSTES DERMOÏDES

DU

PLANCHER BUCCAL

PAR

Le Dr Gérard MARCHANT

Chirurgien des hôpitaux
Vice-président de la Société anatomique]

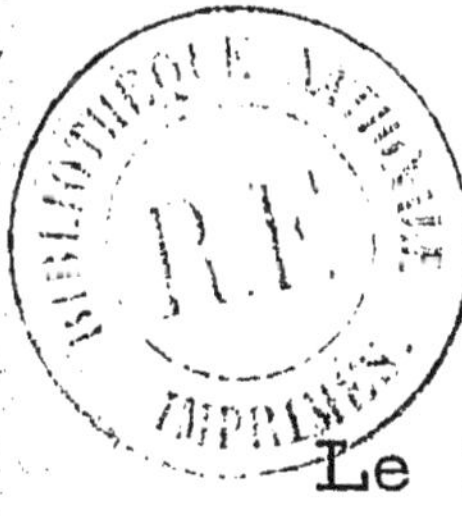

PARIS

AUX BUREAUX DU
PROGRÈS MÉDICAL
14, rue des Carmes, 14.

A. DELAHAYE & E. LECROSNIER
ÉDITEURS
Place de l'École de Médecine.

1887

NOTE

SUR LES

KYSTES DERMOÏDES

DU

PLANCHER BUCCAL

Je n'ai pas l'intention de refaire en entier l'histoire *des kystes dermoïdes du plancher de la bouche*; ce serait rééditer un bon mémoire d'Ozenne sur ce sujet (1), et copier le très intéressant chapitre que M. le professeur Lannelongue a consacré à cette affection dans son récent *traité des kystes congénitaux du cou* (2). Mais ayant eu l'occasion de recueillir, dans ces derniers temps, deux faits nouveaux, de kystes dermoïdes du plancher de la bouche, l'un personnel, l'autre qui m'a été amicalement communiqué par mon cher maître, le Dr Paul Reclus, j'ai pensé qu'il n'était pas sans intérêt de mettre en relief les particularités qui m'avaient été fournies par ces deux cas, et de les rapprocher au point de vue du siège anatomique, des symptômes, et de la médecine opératoire des observations publiées jusqu'à ce jour.

Cette affection n'est pas absolument rare, puisque Ozenne

---

(1) E. Ozenne. *Des kystes dermoïdes sublingnaux* (*Archives générales de médecine*, 1883).

(2). O. Lannelongue et Achard. *Traité des kystes congénitaux du cou*, 1886.

en recueillait 21 cas en 1883, et le professeur Lannelongue 28 en 1886. Voici les deux nouvelles observations, à ajouter à cette nomenclature.

Obs. I. — (Communiquée par le Dr Paul Reclus). Garçon de 25 ans (août 1886) belle santé ; rien de bien particulier à noter dans ses antécédents. Il a toujours eu le cou un peu gros à sa partie supérieure ; la région sus-hyoïdienne était tendue et un peu saillante. Peu à peu la tuméfaction s'est accentuée, et lorsque le malade nous consulte voici ce que nous constatons : tumeur arrondie dans la région sus-hyoïdienne régulièrement distendue : cette tumeur est limitée en avant par la courbe du maxillaire et en bas par l'os hyoïde légèrement débordé. Lorsque le malade ouvre la bouche on voit la langue soulevée et appliquée contre la voûte palatine ; elle est ainsi refoulée par la tumeur sus-hyoïdienne qui fait saillie dans la bouche et soulève le plancher ; la pression exercée sur la saillie intra-buccale se transmet intégralement au doigt placé sur la saillie sus-hyoïdienne. Il s'agit évidemment d'une tumeur liquide d'origine congénitale et qui s'est surtout accrue à partir de l'âge de 20 ans. Diagnostic : kyste dermoïde, vérifié par une ponction exploratrice qui donne issue à une substance butyreuse.

Incision sur la ligne médiane, de la symphyse mentonnière à l'os hyoïde, division de la peau, du tissu cellulaire ; écartement des muscles ; la tumeur à paroi blanche, épaisse, résistante est saisie ; ponction ; issue d'une certaine quantité de substance butyreuse ; pince à forcipressure pour oblitérer l'ouverture et conserver un certain volume à la tumeur que l'on attire et que l'on détache des parties adjacentes ; l'énucléation est assez facile, sauf au niveau de l'os hyoïde, à la face postérieure duquel elle adhère ; section d'un pédicule ; drain, suturé au crin de Florence. Guérison rapide.

Obs. II. (*Personnelle*). — Mlle Anne C..., âgée de 24 ans, présente depuis sa naissance, une grosseur qui fait saillie dans la bouche, et sous le menton : la mère nous raconte que dans les premiers jours de l'existence de sa fille, elle a remarqué cette tuméfaction : « elle a toujours eu, dit-elle, un double menton.... » Le volume de cette tumeur s'est accru peu à peu, mais c'est surtout depuis 2 ans qu'elle a pris des proportions notables, et qu'elle est devenue gênante.

Voici l'ensemble des troubles fonctionnels présentés par la malade : gêne de la déglutition, qui est *longue à se faire, hésitante,* puisque *très souvent* Mlle A..., *avale de travers.* Nausées qui surviennent très facilement au moment de la toux. « Je sens là, dans ma gorge, quelque chose de gros, dit la malade ; cela me gêne encore pour parler ; ma langue se renverse, cloche au moment de l'émission des sons, et je suis souvent gênée, pour respirer, lorsque je suis couchée ».

Tel est l'ensemble des troubles fonctionnels. L'examen local révèle une *déformation de la région sus-hyoïdienne,* et de la région *sub-linguale.* Il existe une *saillie médiane,* repoussant la peau de la région sous-maxillaire et soulevant la muqueuse sublinguale. Cette saillie déforme la peau, d'une part, et la muqueuse d'autre part, suivant une courbe veule, arrondie. Muqueuse et peau sont absolument normales, libres d'adhérences ; elles sont seulement refoulées *uniformément* dans tous les points.

La langue est soulevée, ramassée en arrière, et si la malade essaye de la projeter en avant, on la voit se mouler, s'arrondir, sur la surface de la grosseur, sans que la pointe puisse franchir les arcades dentaires, au delà de quelques millimètres.

La palpation révèle une tumeur située profondément dans le plancher de la bouche : l'exploration bi-manuelle, avec un ou deux doigts de la main droite placés sous la langue, pendant que ceux de la gauche explorent la région sous maxillaire, cette exploration révèle une tumeur qui oscille dans ce plancher buccal, dans le sens des pressions : elle se déplace alternativement vers la région sublinguale et la pression dans la cavité buccale la repousse vers la région sus-hyoïdienne, mais ces déplacements *sont lents* à se produire.

La palpation révèle encore qu'il s'agit d'une tumeur à contours arrondis, des dimensions d'un œuf; mais il est impossible de suivre toute la périphérie de la tumeur, le doigt étant arrêté par des surfaces rénitentes, ne se laissant pas déprimer; impression qui révèle la notion d'une tumeur arrondie, mais profondément cachée, enveloppée.

Cette tumeur n'est pas *fluctuante*, si on a le soin de la fixer, manœuvre d'ailleurs difficile : elle est résistante, offrant cependant une certaine élasticité. A sa surface la pression du doigt ne produit absolument aucune empreinte.

Cette tumeur est mobile avec l'os hyoïde pendant les mouvements de déglutition; et si pendant un de ces mouvements l'index et le pouce cherchent à séparer la tumeur de l'os hyoïde, on sent qu'elle est fixée, adhérente à cet os et entraînée par lui. Il est possible, au contraire, par l'exploration profonde intrabuccale, d'interposer l'extrémité de l'index entre la tumeur et la face postérieure et médiane du maxillaire inférieur.

En présence de ces caractères, tumeur *congénitale*, *arrondie*, *située entre les muscles du plancher de la bouche*, adhérente à l'os *hyoïde*, tumeur *ferme*, non fluctuante, nous portons le diagnostic de *tumeur dermoïde du plancher do la bouche*, repoussant celui de grenouillette, que nous donnait la mère de la malade.

Nous conseillons l'opération, qui est acceptée; le kyste a été enlevé en totalité par la voie *sus-hyoïdienne*, en suivant les *précautions sur lesquelles* nous *insisterons plus loin*....

La tumeur était située entre les muscles génio-hyoïdiens et génio-glosse, entourée d'un tissu cellulaire lâcho, énucléable partout, par le doigt, sauf au niveau de l'os hyoïde, où elle présentait une attache fibreuse, qui avait été diagnostiquée et prévue.

La guérison s'est faite en trois semaines et a été absolument satisfaisante.

La tumeur, parfaitement arrondie, avait le volume d'un œuf. Sur la tumeur principale était greffée, dans le voisinage de l'os hyoïde, une deuxième petite grosseur, du volume d'un haricot. La paroi, d'un blanc nacré, était épaisse; le contenu était formé par de la matière sébacée d'un blanc laiteux.

Voici d'ailleurs l'analyse histologique de la pièce, que nous avons confiée à M. Dubar, sous-chef du laboratoire d'histologie du professeur Trélat, à la Charité.

Ce kyste présente à étudier : 1° sa paroi; 2° son contenu.

1° Sa paroi, qui est plane dans presque toute son étendue, offre un certain nombre de prolongements, plus ou moins étroits et allongés. Elle a une structure analogue à celle de la peau, c'est-à-dire qu'elle est formée d'une couche de tissu conjonctif, tapissé d'un épithélium pavimenteux stratifié.

La couche sous-épithéliale est constituée par un tissu conjonctif à cellules aplaties, renfermant un certain nombre de fibres élastiques, des vaisseaux, artères et veines, des nerfs.

L'épithélium qui la recouvre a une structure identique à celle de l'épiderme, c'est-à-dire qu'il est ormé

a. D'une couche de cellules cylindriques eposant sur la membrane conjonctive; b. d'une couche de cellules polygonales à dentelures très fines, se joignant avec celles des cellules voisines; c. d'une couche de cellules remplies de granulations d'éléidine; d. de cellules cornées, en couche très épaisse.

2° Son contenu est constitué par des cellules épidermiques ayant subi la dégénérescence cornée. Il y existe aussi un grand nombre de granulations graisseuses.

La structure de la paroi de ce kyste et la composition de son contenu montre qu'on a bien affaire à un kyste dermoïde.

Anatomie pathologique. — L'analyse faite par Dubar

rappelle bien les faits antérieurement étudiés, et qu'on trouve avec un grand luxe de détails dans le mémoire d'Ozenne. L'examen histologique manque au fait de Reclus, mais il n'est pas douteux qu'il se trouvait en présence d'une tumeur congénitale. Le siège anatomique si précis, les connexions avec l'os hyoïde, le contenu, plaideraient en faveur de cette origine, si besoin en était.

Il s'agit dans ces deux cas de *kystes dermoïdes*, c'est-à-dire de kystes dont la paroi est formée par des éléments de la peau, et non de *kystes mucoïdes ou séreux* (1).

Ces *kystes dermoïdes* méritent le nom de kystes *dermoïdes du plancher de la bouche*, car ils ne sont ni *sublingaux*, ni *sus-hyoïdiens* ; s'ils déforment et la région sub-linguale et la région sus-hyoïdienne, ils sont également séparés de la peau et de la muqueuse par des muscles.

 Les tumeurs congénitales du plancher de la bouche renferment deux classes de tumeurs :

 a. Les kystes dermoïdes à proprement parler (c'est la variété fréquente).

 b. Les tumeurs congénitales implantées sur le maxillaire inférieur et constituant le *polygnathisme* (variété rare) (2).

Les kystes dermoïdes, qui fixeront seuls notre attention, peuvent, au plancher buccal, être divisés en deux sous-variétés, suivant qu'ils sont *fixés à l'os hyoïde* ou *aux apophyses géni* : a. kystes dermoïdes ad-hyoïdiens ; b. kystes dermoïdes ad-géniens.

Dans les deux observations qui précèdent, il s'agissait

---

(1) Avant le traité de M. Lannelongue, les auteurs avaient de la tendance à ranger, dans la même variété, toutes les tumeurs congénitales : un des principaux mérites de ce traité remarquable est d'avoir montré que la série des kystes congénitaux pouvait être décomposée de la façon suivante : kystes dermoïdes, kystes mucoïdes, kystes séreux.

(2) Ces tumeurs renferment des kystes, des pièces osseuses, etc.

de kystes ad-hyoïdiens : les faits de Barbes (1), de Landeta et de Verneuil (2) rentrent dans cette variété. Les types
de kystes *ad-géniens* nous sont fournis par les observations de Combalat (3), de Nicaise (4), de Dardignac (5).

Cette notion a échappé à bien des observateurs, qui ne
signalent même pas cette adhérence. Ces connexions squelettiques nous semblent avoir une telle importance dia-.
gnostique et opératoire, que nous n'hésitons pas à en faire
un des caractères des tumeurs dermoïdes du plancher de
la bouche.

Pourquoi certains de ces kystes sont-ils ad-hyoïdiens et
les autres ad-géniens? On n'est pas encore en mesure, à
l'heure actuelle, de répondre à cette question, et l'hypo-
thèse récente, basée sur les travaux de His, d'après laquelle les kystes congénitaux du cou et les fistules seraient
dus à un vice d'évolution du thymus ou du corps thy-
roïde (6) ne nous éclaire guère sur la pathogénie de ces
deux variétés de kystes dermoïdes.

SIÈGE ANATOMIQUE. — EVOLUTION. — Quel que soit le
point d'adhérence génien ou hyoïdien, le siège anatomique
du plus grand nombre de ces tumeurs *est le même* : il est
à regretter que les observations soient si incomplètes sur
la localisation de ces kystes : dans le cas de Reclus et le
nôtre, la situation précise est indiquée : mais. dans les
vingt-huit autres faits connus jusqu'à ce jour, nous ne
trouvons que quatre fois une *indication anatomique
précise* (7).

---

(1) Voir OBS. XIX.
(2) Voir OBS. XV et V.
(3) Voir OBS. XXVI.
(4) Voir OBS. XXIV.
(5) Voir OBS. XXX.
(6) Quénu. *Agrég. anat.*, 1886. *Des arcs branchiaux chez
l'homme.*
(7) Obs. de *Gruber* « la tumeur siégeait entre les génio-hyoïdiens et les génio-glosse. — Obs. de *Meunier* « en arrière du
maxillaire inférieur au dessus du mylo-hyoïdien, entre les génio-
glosse. » 3 Obs. *de Landeta* « dans l'interstice des génio-hyoïdiens, » 4 Obs. « entre les génio-hyoïdiens et génio-glosse ».

Ces kystes dermoïdes se développent dans le plancher de la bouche, entre la corde des génio-hyoïdiens et l'éventail des génio-glosse, à droite et à gauche mais *au-dessus* de la sangle musculaire formée par les mylo-hyoïdiens : ils évoluent dans cette loge musculo-celluleuse, bridée en avant par la symphyse mentonnière, en arrière et en bas par l'os hyoïde : ils respectent ces limites osseuses et musculaires, et s'ils les franchissent, ils produisent des refoulements laryngés, des soulèvement lingaux, des déjettements osseux (exceptionnel), comme l'apprend la symptomatologie. Ces tumeurs sont *médianes, exceptionnellement latérales.*

Ces limites anatomiques nous expliquent le volume à *peu près constant de ces tumeurs* : que donne, en effet, le relevé des observations ?

Le kyste a été comparé à :

Un gros œuf.	dans	12 cas.
Une mandarine. . . .	id.	1 cas.
Une noix.	id.	2 cas.
Une pomme	id.	3 cas.
Une petite orange. . .	id.	1 cas.

19 cas.

D'autres observateurs leur ont assigné comme dimensions 6 centimètres de long sur 4 de large ; d'autres ont dit que la tumeur *était très volumineuse,* avait *des dimensions considérables.*

Il y avait aussi un certain intérêt à savoir à quel âge ces tumeurs avaient nécessité une opération : le même relevé comparatif des observations nous a montré que c'est de 16 à 24 ans, que les malades avaient réclamé une intervention chirurgicale ; la moyenne nous a donné 23 ans..... Si les malades viennent à cet âge demander d'être débarrassés de leur tumeur, ce n'est pas par coquetterie comme l'a dit Desprès, plus spirituellement qu'avec vérité, mais parce que arrivé à ce degré de développement, la tumeur ne peut plus évoluer dans sa loge musculo-squelettique, et tend à franchir ses limites avec gêne, avec douleur. La

coquetterie est si peu en jeu, que (si c'est là un argument),
dans 20 observations, où le sexe est indiqué, les hommes et
les femmes forment le même contingent de tumeurs
(10 hommes — 10 femmes).

Il s'agit dans tous ces cas de tumeurs à *parois épaisses*,
de *tumeurs arrondies* : si le premier de ces caractères est
commandé par la structure de la paroi, le second, *la forme
arrondie de ces tumeurs*, doit être attribué à la sécrétion
ininterrompue de la poche, sécrétion qui distend uniformément la poche, contenue dans sa loge ostéo-musculaire,
susceptible d'ampliation.

Ces tumeurs *sont mobiles*, surtout celles qui adhèrent à
l'os hyoïde, et le suivent dans tous les actes de la phonation et de la déglutition. Il était curieux de rechercher si
les tumeurs ad*géniennes*, fixées à l'os maxillaire, ne subis-
sant que des pressions musculaires sans mobilité directe,
étaient *plus fixes* que les ad-hyoïdiennes, et avaient de la
tendance à contracter des adhérences avec la muqueuse;
cette opposition entre nos deux catégories de tumeurs est
purement théorique, et la lecture des faits connus, ne nous
fournit aucun renseignement sur ce point.

Toutes ces tumeurs développent autour d'elles une sorte
de bourse séreuse et ce travail continu de glissement rend
leur énucléation facile : le seul obstacle réside dans le *pédicule*; ces détails étaient saisissants dans notre observation
et dans celle de Reclus; ils se retrouvent notés dans bien
d'autres observations.

Symptômes. — La tumeur est *congénitale*. Les parents
racontent que l'enfant a toujours eu un menton développé, un double menton. — Cette notion doit être re-
cherchée avec grand soin ; à elle seule, elle permettrait de
faire le diagnostic ; il n'est pas toujours possible d'établir
cette filiation, et si, dans douze observations, il est expres-
sément indiqué que la tumeur était *congénitale* ou datait
de l'enfance, dans huit autres, il est simplement dit que
c'est de six à quinze ans que la grosseur s'est montrée.

Comment se présente l'affection lorsque la tumeur a atteint un volume moyen? — La région sus-hyoïdienne, au lieu d'être à peu près plane, proémine au-dessous du plan osseux sous-maxillaire; mais elle se traduit par une courbe veule plutôt que par une surface arrondie. La tumeur étant bridée par la double corde génio-hyoïdienne et la sangle mylo-hyoïdienne, refoule ces obstacles, et ils forment un arc à convexité inférieure, arc tendu entre le rebord maxillaire et l'os hyoïde.— Cette forme fruste,qui en imposerait à un examen superficiel, (qui trompe les parents, obs. II), se retrouve du côté de la cavité buccale; il y a un exhaussement en masse de tout ce plancher muqueux, plutôt qu'une saillie localisée. Il n'était pas inutile d'appeler l'attention sur ces détails minutieux, car ils sont bien réels; parallèles aux données de l'étude anatomo-pathologique macroscopique, ils deviennent d'un grand secours diagnostique.

La *palpation* révèle des phénomènes plus intéressants encore : on sent une tumeur, on peut la *soupçonner arrondie,* car les muscles la brident de toute part.

La *fluctuation* n'est qu'une apparence, et ce signe, sur lequel on a tant insisté, la *recherche de l'impression du doigt,* se montrera exceptionnellement; le contenu demi-solide du kyste explique l'absence de la fluctuation, sa situation sous-musculaire rend compte de l'impossibilité d'en déprimer la surface.

Une des premières recherches est de savoir si cette tumeur, qui proémine du côté cutané et du côté sublingual, est *mobile.* — On la repousse alors du côté muqueux vers le plancher sus-hyoïdien. —C'est dans cette manœuvre que se montrent deux caractères essentiels :

1° La *lenteur dans les mouvements de déplacement de la tumeur.*

2° *L'éloignement de la tumeur des doigts explorateurs.*

La tumeur dermoïde ne se déplace qu'après refoulement des masses musculaires tendues et une pression lente,

exercée dans la région sus-hyoïdienne la fait saillir du côté
buccal, puis elle reprend sa place au bout d'un temps appréciable. — Il s'agit d'un soulèvement en masse de la
muqueuse sublinguale et même de la base de la langue.—
Le même phénomène se reproduit avec des caractères iden-
tiques dans la région sus-hyoïdienne, lorsque la pression
s'exerce à l'intérieur de la cavité buccale. — Pendant ces
manœuvres, le doigt n'a que des contacts lointains ; il sent
la tumeur comme à travers une étoffe épaisse, sensation
confuse bien appréciable, lorsque l'exploration se fait du
côté buccal.

Cette lenteur dans les mouvements de déplacement en
haut et en bas, trouve sa cause dans les connexions de la
tumeur avec les muscles, d'une part, et, d'autre part, dans
ses adhérences avec le squelette ; le siège sous-musculaire
rend compte de la difficulté des contacts.

Il est facile de soupçonner les adhérences du kyste au
squelette. — S'il adhère à l'os hyoïde, il suit cet os dans
ses déplacements au moment de la déglutition. — Pour
être sûr de ne pas être la victime d'une illusion et de rap-
porter à la tumeur une mobilité qui appartient à toute la
région sus-hyoïdienne, il suffit d'interposer le pouce et
l'index de la main droite, entre la tumeur et l'os hyoïde.
Alors, dans les mouvements de déglutition, la tumeur
vient buter contre le doigt et témoigner ainsi de ses adhérences hyoïdiennes. — Tel était le cas de l'obs. II.

Cette recherche a une importance opératoire. — Comment les choses se passent-elles dans les tumeurs dermoïdes ad-géniennes ? — La théorie permet de le deviner, sans
qu'il soit possible d'étayer une opinion, basée sur la lecture
des observations. — Il sera, d'ailleurs, facile de constater
la non implantation de la tumeur sur l'os hyoïde.

Ainsi donc *tumeur congénitale, donnant à la région
sus-hyoïdienne l'apparence d'un double menton (menton
de grenouille), tumeur oscillant lentement, produisant
un soulèvement en masse de la région sublinguale et de
la région sus-hyoïdienne, tumeur arrondie, ferme, élas-*

*tique, à contact d'enveloppement difficile, à pédicule
génien ou hyoïdien*, tels sont les caractères fondamentaux
qui permettent d'asseoir le diagnostic sans beaucoup de dif-
ficultés.

DIAGNOSTIC. — Ce diagnostic a cependant exercé la saga-
cité des cliniciens. — Toutes les variétés de *grenouillette*,
surtout la *grenouillette congénitale*, les *kystes séreux du
plancher* de la bouche, les *tumeurs érectiles*, les *kystes
hydatiques* et les *lipômes* de la même région peuvent deve-
nir l'occasion d'erreurs de diagnostic.

Quelles que soient leurs variétés les grenouillettes sont
des tumeurs salivaires; elles constituent des tumeurs
*sublinguales, sous-muqueuses, à parois minces, inégale-
ment repoussées, translucides, rosées, fluctuantes :* surtout cantonnées dans le plancher sublingual, qu'elles
débordent, elles ne perdent pas leur caractère de tumeur
sublinguale, en dépassant leurs limites.

La migration d'une grenouillette sublinguale venant faire
saillie, à la région sus-hyoïdienne, à travers un interstice
musculaire, constitue *la grenouillette sus-hyoïdienne*, si
bien étudiée par notre maître Delens : mais la tumeur
sublinguale a précédé dans la plupart des cas la tumeur
sus-hyoïdienne : celle-ci *acquise,* ne s'est développée que
tardivement, souvent après une opération : la fluctuation
est des plus nettes, et les doigts explorateurs se renvoient
le contenu des deux poches sublinguale et sus-hyoïdienne : tous ces caractères sont bien lointains de ceux
assignés aux kystes dermoïdes.

Toutes ces remarques diagnostiques s'appliquent encore
aux kystes séreux du plancher de la bouche, affection rare,
dont le siège anatomique (bourse séreuse de Fleischmann)
et l'origine (peut-être congénitale) sont encore un sujet de
discussion. N'est-il pas intéressant de relever que dans les
30 observations de tumeurs congénitales sus-hyoïdiennes
que nous avons analysées, il n'en existe aucune qui rappelle ces kystes séreux, et prête à la confusion.

Les *tumeurs érectiles du plancher de la bouche*, sur lesquelles Dolbeau a appelé l'attention, en les décrivant sous le nom de *grenouillettes sanguines*, sont aussi des tumeurs congénitales, mais quelle distance entre ces grosseurs violacées, réductibles, variables suivant les cris et l'effort, susceptibles d'un accroissement rapide, et les tumeurs dermoïdes à caractères *si fixes, si constants.*

Les kystes hydatiques du plancher buccal constituent une exception : dans deux faits partout cités, l'un du Professeur Gosselin, il s'agissait d'un homme de 61 ans, et l'autre du Professeur Richet d'une femme de 38 ans. Ces tumeurs *étaient acquises. L'âge des malades, l'apparition en dehors de l'état congénital,* sont des remarques des plus précieuses car leurs autres caractères entraîneraient la méprise : comme les kystes dermoïdes, ces tumeurs peuvent *être intra, ou sous-musculaire,* elles sont *arrondies,* et leur *paroi est dure et résistante*; leur volume *doit être moindre.*

Les *lipômes* de la région sus-hyoïdienne (improprement appelés grenouillettes graisseuses sus-hyoïdiennes) sont encore des tumeurs acquises; *l'irrégularité de leur forme* (accroissement par prolongements), leur *lobulation,* la sensation que donnent ces petites boules graisseuses (*collision crépitante*), la tendance qu'elles ont à repousser la peau sus-hyoïdenne permettront d'éviter la méprise.

En résumé le diagnostic du *kyste dermoïde* pourra être posé d'une façon catégorique, même sans la ponction exploratrice, dont les caractères négatifs ont plusieurs fois servi au clinicien.

Traitement. Les chirurgiens semblent d'accord sur la question du traitement, puisque dans 21 cas où le procédé opératoire est indiqué, 19 fois l'opération a été faite par la *voie buccale,* 2 fois seulement par la *voie sus-hyoïdienne :* si nous ajoutons à ces cas deux cas, celui de Reclus et le nôtre, cela porte à 4 le chiffre des opérations par cette voie.

Comparons les avantages de la voie intra-buccale, et de la voie sus-hyoïdienne.

L'extirpation par la voie buccale a un avantage considérable qui a certainement influencé tous les opérateurs, *l'absence d'une cicatrice* visible, motif d'esthétique d'autant plus prisé qu'il s'agit de personnes jeunes, puisque c'est à l'âge de 23 ans, en moyenne, que ces interventions ont été demandées.

Cet argument a certes une grande portée, et à l'époque où régnait l'incertitude des réunions primitives, il était péremptoire : il est *à peu près* sans valeur aujourd'hui.

Ce procédé présente-t-il d'autres avantages ?

Pour atteindre la tumeur par cette voie, il faudra : a) sectionner péniblement la muqueuse, en arrière du rebord de la mâchoire, éviter dans cette incision parabolique les conduits salivaires ; b) intéresser sinon diviser les génioglosse ; c) arrivé sur la tumeur le chirurgien aura à libérer celle-ci de ses adhérences profondes aux apophyses géni, on à l'os hyoïde ; il est à craindre que, malgré son habileté, il ne puisse terminer l'énucléation et laisse au fond du puits opératoire une partie de la poche, qui sera l'occasion d'une récidive.

Sur les 19 extirpations par la voie buccale, je trouve notées des excisions partielles, des divisions des génioglosse, des récidives, des opérations en plusieurs temps, des cautérisations de la poche au nitrate d'argent ; je trouve encore que les opérateurs se félicitent d'avoir terminé l'opération sans blessure des conduits salivaires, etc.

Quel sera le résultat de cette intervention ? il existera une plaie cavitaire, dans laquelle séjourneront les produits buccaux naturels ou introduits pour l'alimentation; en un mot une asepsie rigoureuse sera impossible.

Malgré toutes ces conditions qui nous semblent très défavorables, les résultats opératoires ont été satisfaisants : on n'a pas eu à déplorer d'accidents graves, à en juger par les quelques détails, trop courts, consignés dans ces observations.

La durée de la guérison, en dehors de la récidive, a été de quelques semaines.

Voie sus-hyoïdienne. — Sur le conseil de notre excellent maître Reclus, nous avons chez notre malade pratiqué l'opération par la voie sus-hyoïdienne, médiane ; l'opération a été d'une simplicité extrême, et ses résultats très-satisfaisants.

Par cette voie l'opération comprend plusieurs temps :

1° Dans un premier temps section de la peau, exactement *sur la ligne médiane*. Division du raphé cellulo-graisseux, qui correspond à l'entrecroisement des fibres des mylo-hyoïdiens.

2° Recherche de l'interstice des muscles génio-hyoïdiens, et écartement de ces muscles, en dehors, avec deux écarteurs à extrémités arrondies et mousses (1).

3° *Libération de la tumeur.* — La tumeur apparaît alors, libre d'adhérence, avec sa teinte bleuâtre, nacrée, rappelant une sclérotique : en même temps qu'on pince la tumeur avec une pince à mors plats, on fait une ponction à sa surface ; la tumeur se vide alors rapidement de son contenu butyreux : lorsqu'on juge sa réduction de volume suffisante on applique une pince sur l'ouverture de la poche nécessitée par la ponction. L'index préalablement phéniqué, fait alors le tour de cette tumeur en partie exprimée et ratatinée. Les adhérences celluleuses cèdent avec la plus grande facilité, mais on reconnaît bientôt que le kyste a un pédicule, soit génien, soit hyoïdien.

4° *Détachement du pédicule.* Prolongeant si la chose est nécessaire l'incision cutanée soit vers l'os hyoïde, soit vers l'os maxillaire, on attire doucement la tumeur au dehors, et on a le pédicule sous les yeux ; on le détache au

---

(1) L'incision sous-hyoïdienne latérale et non médiane est aujourd'hui un non sens ; elle nécessite la division des fibres musculaires du mylo-hyoïdien pour pénétrer dans la loge qui contient la tumeur ; c'est ce qui est arrivé à Denonvilliers. (Obs. XVII.)

ras de l'os avec une petite curette, des ciseaux ou un bistouri.

On lave la plaie avec grand soin avec une solution phéniquée forte, pour enlever jusqu'à la dernière parcelle de matière sébacée: un drain est placé dans le point déclive; suture et affrontément exact; gaze iodoformée. L'opération n'a duré que quelques minutes.

En résumé, la voie buccale choisie pour mettre à l'abri des cicatrices avant l'ère des réunions primitives, est une voie *difficile* (blessure des conduits salivaires, sections musculaires), *incertaine* (extirpation incomplète et récidive) : elle crée une *plaie déclive*, ne permettant pas de réaliser les conditions d'asepsie désirables (séjour du sang, de la salivè, des liquides alimentaires dans la poche): *elle rend difficile l'alimentation.*

La méthode sus-hyoïdienne médiane, nous semble devoir être à l'avenir la méthode de choix : d'une éxécution facile, ne réclamant d'autre section que celle de la peau sur la ligne médiane, l'écartement du raphé fibreux mylo-hyoïdien, et graisseux des génio-hyoïdiens, elle permet l'accouchement du kyste par une petite ouverture, l'éradication absolue de ses attaches squelettiques, et la mise à l'abri certaine d'une récidive: elle rend possible un drainage déclive, grâce auquel est assuré une réunion primitive, c'est-à-dire sans cicatrice appréciable : enfin elle permet l'alimentation de l'opéré.

OBSERVATIONS. — Nous avons résumé la plupart des observations de kystes dermoïdes du plancher buccal, publiées par les auteurs. Mais, quelques-uns de ces faits sont si incomplets, que c'est *peut-être* à *tort* qu'ils sont classés sous le titre de kyste dermoïde. Nous n'avons pas voulu, cependant, les passer sous silence, nous en tenant à ces réserves.

Obs. III. — Desault: (*Œuvres chirurgicales*). — Femme 24 ans : portant depuis son enfance, sous la langue, uno tumeur molle indolente, qui acquit tout à coup un volume *considérable*, refoulant la langue en arrière et en haut « et qu'un chirurgien peu attentif eût pu prendre pour cet organe .». Incision d'arrière en avant sur le côté droit de la tumeur, le long du frein de la langue. Toute la partie supérieure du kyste fut excisée avec des ciseaux introduits par la première ouverture ; les parois en furent enlevées le plus exactement possible. Sortie d'une matière blanchâtre, grumelée, odeur désagréable. Légère hémorrhagie facilement arrêtée pendant l'opération : lendemain, gonflement des joues, qui alla en diminuant. Suppuration bientôt louable. 15e jour, plus de gonflement. Il ne reste qu'une petite ouverture à la partie supérieure de la plaie pour l'excrétion de la salive. Guérison de l'opérée.

Obs. IV. — Bertherand : (Sicherer, hôp. Heilbronn). — Homme, 17 ans. Depuis 2 ans, tumeur du volume d'un *œuf de poule* placée à droite. Il en pratiqua l'extraction et retira une once 1/2 de matière sébacée.

Obs. V. — Verneuil : Soc. anat. 1872. Fille, 18 ans. Début à 15 ans. Siège médian. Adhérences à l'os hyoïde; contenu formé d'une bouillie stéatomateuse (épithélium pavimenteux et sébacé).

Obs. VI. — Bertherand : (*Syme*). — Fille, 24 ans. Tumeur faisant saillie sous le menton et cachant la langue. Existant dès l'enfance, mais développée seulement depuis quelques mois. Par l'incision, il retira le volume d'un œuf de poule d'Inde de matière sébacée.

Obs. VII. — Cruveilhier : (in *Bull. de la Soc. anatomique*, p. 43, 1852). — Homme, 62 ans. Début pas indiqué. Tumeur arrondie, volumineuse, des dimensions *d'une petite pomme de reinette*. Occupe la ligne médiane où elle amène un dédoublement du frein de la langue. On ne la sent pas à la région sus-hyoïdienne. Pas de transparence. Fluctuation. Altération de la parole, telle que le malade semblait atteint de zézayement.

Diagnostic. — Cette tumeur est prise pour une grenouillette. *Mort* due à une bronchite.

L'*autopsie* montre que cette tumeur est un kyste à paro fibreuse, contenant une matière sébacée — qu'elle est située entre les génio-glosse et la base de la langue — *sans adhérences* aux parties voisines. Comme le malade était tuberculeux, M. Cruveilhier pense — avant tout examen microscopique — que la tumeur doit être de nature tuberculeuse.

Obs. VIII. — Thèse de Landeta : (*Syme*). — Jeune fille de 24 ans. Tumeur assez volumineuse pour dérober presque entièrement la langue à la vue. Elle fait saillie à la région sus-hyoïdienne. Date depuis l'enfance. Sensiblement développée depuis quelques mois.

Obs. IX. — Thèse de Landeta : — Jeune homme, 22 ans. La maladie débute en 1755 par le menton et grossit jusqu'en 1761, époque de l'opération. M. Puy fit une incision depuis les incisives jusqu'au delà du frein. Il en sortit 1/2 litre d'humeur. Observation incomplète, discutable, citée par Jourdain. M. de la bouche.

Obs. X. — Thèse de Landeta (empruntée à la thèse de Bertherand). — Jeune homme, 17 ans. Tumeur du volume d'un *œuf de poule* à droite, ayant débuté à 15 ans. Extirpation. Pas de détails.

Obs. XI. — Landeta : (*Gazette hebdomadaire*, 1857 Linhart). — Fille, 21 ans. Avait remarqué depuis 2 ans sous la langue une tumeur aplatie qui, d'abord, n'avait pas gêné la parole, mais qui avait grossi dans les six derniers mois. Le plancher buccal était déprimé et il existait dans la région sus-hyoïdienne une saillie tendue. Quand la malade ouvrait la bouche, on voyait au-dessous de la langue la muqueuse soulevée par une tumeur qui occupait tout le plancher de la bouche, et dont les bords touchaient les dents de la mâchoire inférieure. La langue ne pouvait être portée en avant. La muqueuse qui recouvrait le kyste était mobile et présentait sur la ligne médiane une corde tendue correspondant au frein de la langue. La fluctuation était surtout évidente quand on appliquait les doigts sur la tumeur au-dessous du menton. Une salive abondante s'écoulait quand le malade essayait de parler. Déglutition difficile rendant l'usage des aliments solides presque impossible.

Opération. — Incision courbe à convexité dirigée vers le menton. Dissection du lambeau de muqueuse. Autre incision sur la ligne médiane en ménageant les ouvertures des glandes salivaires. De chaque côté de la ligne médiane, on voit les cordes formées par les muscles génio-glosses. On les divisa transversalement sur la sonde cannelée, dans toute l'étendue de la plaie muqueuse. Alors, on put disséquer le kyste : son volume ne permit pas de l'extraire par la bouche. On fit une ponction et la tumeur ainsi réduite fut amenée au dehors. Guérison en 15 jours.

Obs. XII. — Landeta : (Rigaud). — Fille de 34 ans. Sous la langue et du côté droit apparaît une tumeur oblongue, indolore, occupant à peu près la direction du canal de Warthon. Mastication et déglutition difficiles, voix altérée, peau de la région sous-mentale assez fortement refoulée en bas et paraissant saine.

Opération. — Le feuillet de la muqueuse buccale recouvrant la tumeur est saisi avec des pinces et excisé. La pulpe du doigt sentit alors la paroi supérieure de la tumeur qu'un bistouri droit incisa dans la longueur de 3 cent. Aucune matière ne se présenta, mais l'index engagé ramena quelques parcelles d'une matière onctueuse. Par des pressions, on retira jusqu'au *volume d'une pomme*. Guérison à la suite d'injection dans la poche de nitrate d'argent.

Obs. XIII. — Landeta : (*Gazette hebdomadaire*, 1858). — Homme, 28 ans. Présentant sur le plancher buccal une tumeur hémisphérique, dont la face convexe touchait la voûte palatine, empêchant le rapprochement complet des mâchoires et gênant la mastication et l'articulation des sons. Elle était recouverte par la muqueuse, sous laquelle on voyait le trajet des canaux excréteurs des sublinguales. Une veine volumineuse passait sur le milieu de la face convexe. Le doigt produisait une impression disparaissant par les mouvements de la langue. Extirpation par la bouche sans intéresser ni la veine, ni les conduits excréteurs. Adhérences très lâches enlevées avec le doigt. La tumeur dépassait le volume d'un *œuf d'oie*. Guérison en 8 jours.

Obs. XIV.— Landeta : (Recueillie dans le service de Richet, St-Louis, 1861).— Une mère amène son enfant âgé de quelques jours, en octobre 1860. Il a de la peine à prendre le sein, et cette difficulté augmente de jour en jour. A l'examen, on voit la langue soulevée par une tumeur de la grosseur d'une *petite noix*, située sur le plancher buccal qu'elle occupe presque en entier. Elle est fluctuante, lisse, oblongue d'avant en arrière, à surface arrondie. M. Richet, pensant à une grenouillette, traversa la tumeur avec une aiguille conduisant un fil qu'il laissa en place. L'enfant garda son séton deux mois (janvier 1861), sans diminution de la tumeur. A cette époque, nouveau séton, gros, qui ne fit pas sensiblement diminuer la tumeur. L'enfant dépérissant, le 15 février Richet excisa la poche et cautérisa avec du nitrate d'argent. Le 2 mars, l'enfant revient bien amélioré, tout le monde le croit guéri.

Obs. XV.— Landeta : Homme, 28 ans, 1860. Cet homme s'aperçut, à l'âge de 6 à 8 ans, qu'il avait sous la langue une tumeur médiane, indolente, du volume d'une noisette. Elle grossit peu à peu, surtout depuis 2 ans, et à acquis le volume d'une *petite orange*, toujours indolente. Volume : *petite orange*, arrondie, globuleuse, occupant la totalité du plancher. La langue est cachée, refoulée en arrière. Les limites postérieures sont difficiles à apprécier; on peut pourtant reconnaître *qu'elle s'étend jusqu'à l'extrémité postérieure de l'arcade alvéolo-dentaire. Il n'existe aucune saillie extérieure dans la région sus-hyoïdienne.* La muqueuse qui la recouvre est peut-être un peu blanchâtre ; elle est mobile et glisse facilement au-devant de la tumeur. On voit à la surface les canaux de Warthon. Les sons, la mastication, la déglutition et respiration étaient gênés. Introduction d'un trocart par Denonvilliers, sans issue de liquide. Alors, incision transversale de 2 cent., par laquelle on vide la poche. On retire 100 gr. de substance, mais tout n'est pas retiré. Par l'exploration avec le doigt, on sent une poche énorme, régulière, séparée de la peau de la région sus-hyoïdienne par une grande épaisseur de parties molles. On introduit dans la poche une mèche et on injecte cinq jours après de l'iode. Deux mois après l'opération, la tumeur avait diminué et la langue pouvait être projetée au dehors. La tumeur ayant même disparu, on cessa les injections d'iode et la plaie se cicatrisa. Mais, 15 mois après sa première opération, le malade revint, la tumeur ayant grossi peu à peu, et, quand Verneuil la vit « le bord alvéolaire était déformé et projeté en avant, et devenu presque horizontal. » Les incisives inférieures sont très écartées.

Opération. — Incision de la muqueuse dans une étendue de 3 cent. Enucléation de la tumeur. A la partie inférieure, adhérences fibreuses larges de 3 cent., allant du bord postérieur de la symphise du menton en avant, jusqu'au voisinage de l'os hyoïde en arrière. Elles occupent la ligne médiane dans l'interstice des génio-glosses. Volume petit, œuf de poule. Guérison. La déviation des dents a persisté.

Obs. XVI. — Gallard : (*in Bull. Soc. anatomique,* 1865, p. 301. — Jeune fille de 20 ans. Tumeur de la *grosseur d'un œuf de poule.* Siège sur le plancher de la bouche au-dessous de la langue. Malade ignore date du début; a constaté la tumeur à 12 ans. Fausse fluctuation. La tumeur conserve l'impression du doigt. Reflet grisâtre de la muqueuse. Gêne de la phonation et de la déglutition. *Saillie à la région sus-hyoïdienne.*

Opération. Trocart amène issue de matière caséeuse. Alors *excision* d'un lambeau de la paroi antérieure, qui permet de vider le kyste ; la poche n'est pas enlevée. Le *diagnostic* n'est pas fait. M. Gallard présente la tumeur sous le nom de kyste buccal.

Obs. XVII.— Paquet : *Archives générales de médecine*, 1867. — Fille de 17 ans. Tumeur considérable occupant la partie latérale gauche du plancher de la bouche et faisant saillie à la région sus-hyoïdienne. Début il y a 5 ans par une petite noisette à la région sous-maxillaire gauche qui n'augmente que depuis un an. On a fait une ponction au bistouri, sans résultat, à la région sous-maxillaire. La tumeur grosse comme un *œuf de dinde* refoule la langue en haut et à droite sans déviation de l'arcade dentaire inférieure. *Dans la déglutition, la malade sent la langue former une gouttière* latérale droite, dans laquelle passent les aliments. Saillie à la région sus-hyoïdienne lisse, sans bosselure, n'adhérant pas à la peau, bien qu'elle n'offre que peu de mouvements de latéralité. La muqueuse recouvrant la saillie buccale est rosée, bleuâtre, avec turgence des veines par suite de la compression. A la surface, conduits de Warthon secrétant la salive. Pas de douleur, mais gêne de la parole, de la déglutition, de la mastication produite par l'immobilisation de la partie gauche de la langue. Ponction. Pas de liquide, matière sébacée. Opération faite par Denonvilliers. Incision de 4 cent. parallèle au bord inférieur du maxillaire, à un travers de doigt au-dessous. Un aide, un doigt dans la bouche, refoule la tumeur qu'on énuclée facilement. Denonvilliers ayant voulu la faire basculer pour l'extraire, elle roula sous le doigt, et on dut l'attirer avec une pince pour la faire sortir à travers l'incision faite au muscle mylo-hyoïdien et à la peau. Elle fut retirée entière sans ouverture de la poche. Introduction de charpie dans le fond de la cavité. La muqueuse du plancher buccal fut un peu tuméfiée au début. La résolution commence au sixième jour. Il ne reste qu'une cicatrice blanchâtre qui tend à s'effacer.

Obs. XVIII. — A. Padieu : *France médicale*, 1874. — Fille de 23 ans, robuste. Fluxions répétées causées par la carie des dents du côté droit, auxquelles elle attribue son affection. S'est aperçue à 18 ans qu'elle avait une tumeur de la *grosseur d'une noix*. Son développement a été lent et régulier, et actuellement elle forme saillie du côté de la région sous-maxillaire et un peu plus du côté du plancher buccal. C'est la *gêne à la déglutition et à la parole* qui l'ont amenée à consulter. Applications sans résultat d'antiphlogistiques, de sangsues. Trois ponctions sans issue de liquide et deux incisions sans résultat. Enfin, elle entre à l'Hôtel-Dieu, dans le service de Herbert. A la partie supérieure du cou, dans la région sous-maxillaire droite, tumeur du volume et de la forme d'un gros œuf de dinde à grand diamètre (7 cent.) dirigé de dehors en dedans, d'arrière en avant et de haut en bas. Pas de changement de couleur de la peau, qui n'est pas adhérente. Aspect arrondi, lisse, et fluctuation si nette que l'on eût cru à une tumeur liquide. Du côté du plancher de la bouche, saillie entre le maxillaire et le bord droit de la langue ; elle détermine un engourdissement de la langue avec gêne de la déglutition, de la mastication, et de la parole. Cette tumeur paraît adhérente à la muqueuse. Incision de 8 cent. sur la peau de la région sous-maxillaire, suivant le plus grand diamètre de la tumeur. La glande sous-maxillaire, aplatie, coiffe la tumeur et de prime abord semble en faire partie. La veine et l'artère faciales sont liées à cause des connexions avec la tumeur. Toute la tumeur est isolée, sauf au niveau de ses adhérences avec la muqueuse : section au-dessous d'une forte ligature. Quatre points de suture maintiennent réduite la glande sous-maxillaire. Guérison complète en quinze jours.

Obs. XIX. — Barbès : (*Guéterbock. Résumé*).— Homme

de 26 ans, souffrant depuis un an d'une glande dans la moitié gauche de la bouche. Gêne *de la parole, de la mastication, de la déglutition, de la respiration.* La partie gauche de la bouche était le siège d'une tuméfaction refoulant la langue en haut et à droite. La muqueuse était rouge ; elle était épaisse au point culminant de la tumeur, mais pourtant *mobile* sur la tumeur. Elle s'étendait jusqu'aux dernières dents molaires. En bas et en dehors, elle se prolongeait au delà de l'angle de la mâchoire, où elle formait une proéminence que l'on pouvait augmenter en pressant dans la cavité buccale. Tumeur indolente *fluctuante du* volume d'un *œuf de poule.* Les ganglions n'étaient pas pris. La troisième molaire inférieure du côté malade était cariée. Deux incisions répétées à quinze jours de distance. Sortie de sang.

Opération. Incision longitudinale parallèle au bord de la langue. En pressant sur le bord de la tumeur pour la rendre plus saillante, je fis la division des couches. La muqueuse était plus épaisse qu'on ne croyait. La tumeur, facilement énucléée, éclata et donna issue à un liquide contenant des cheveux. La tumeur allait jusqu'à l'épiglotte et adhérait à l'os hyoïde. Elle fut liée avec un fil de caoutchouc et sectionnée en avant de la ligature. Drainage de la plaie. Guérison en un mois.

Obs. XX.—Barbès, 1879 : Obs. inédite, Richet.—Femme de 28 ans. Portait sur la moitié droite du plancher de la bouche une tumeur grosse comme *un œuf de poule,* qui faisait à la fois saillie dans la bouche et sous la mâchoire. Richet incisa, on fit sortir une matière épaisse, cautérisa la paroi de la poche au nitrate d'argent. Guérison.

Obs. XXI.—Barbès : (Personnelle).— Femme de 24 ans, chétive. A eu dans son enfance des engorgements ganglionnaires. Dentition mauvaise ; les arcades sont en forme de dents de scie. Il y a 7 ou 8 mois, elle sentit dans la bouche une petite boule qui *gênait les mouvements de la langue.*

La tumeur a grossi graduellement. C'est une tumeur sphéri-
que du volume d'*une petite pomme*, occupant la ligne médiane et repoussant la langue en arrière. Les canaux de
Warthon sont saillants, mais la salive est sécrétée normale-
ment. La tumeur a une apparence bleuâtre et n'est pas
transparente. Elle est *fluctuante* et le doigt ne laisse pas
d'empreinte. Elle fait saillie sous le menton, au niveau de
la ligne médiane. Pas d'engorgements ganglionnaires au
pourtour. La muqueuse ne paraît pas adhérente à la tumeur. Aucune gêne de la mastication ni de la prononcia-
tion. Incision de la tumeur sur la ligne médiane. Issue de
100 grammes de matière. Ecartant les lèvres de la plaie,
on vide la poche et cautérise avec le nitrate. On met un
drain et on continue les cautérisations. Deux jours après,
gonflement de la région sous-hyoïdienne, avec impossibilité de resserrer les mâchoires. Le gonflement disparaît
sans contre-ouverture à la région sous-hyoïdienne, et la malade sort au bout de douze jours avant la cicatrisation
complète.

OBS. XXII.—Grüber : (*in Virchow Archiv für pathologis-
che Anatomie*, 1880, Bd 81, p. 442).— Kyste trouvé sur le
cadavre d'un jeune homme de 20 ans. Tumeur *de 6 cent. de
long, de 5 cent. de large*, située dans la région sus-hyoïdienne, sur la ligne médiane. Dans la bouche, aucune saillie ; la grosseur n'est pas sensible, ni sur les côtés, ni sous
la langue. Après la section de la peau et du pannicule adi-
peux, on voit qu'elle repose sur les ventres antérieurs du
digastrique et sur le mylo-hyoïdien, au-devant de l'os
hyoïde. A la palpation, on peut déjà penser que l'on a affaire à
un sac élastique renfermant une substance pâteuse. Les di-
gastriques sectionnés, on voit les mylo-hyoïdiens fortement
bombés par la saillie. On constate, en achevant la dissection, que la tumeur est située ENTRE LES GÉNIO-HYOÏDIENS
ET LES GÉNIO-GLOSSE, sous l'extrémité antérieure de la
sublinguale, à droite et à gauche, et à gauche sous le canal
de Warthon et le nerf lingual. Une petite artère, bran-

che de la sous-mentale, paraît y pénétrer. Le *sac* a une couleur blanc mate, une forme ovale, avec sa grosse extrémité tournée à droite. Il est uni aux parties voisines par un *tissu cellulaire lâche* : on peut l'isoler sans l'aide du couteau. Ce sac, composé d'un tissu fibreux résistant, contient de gros grumeaux d'une masse divisée en bouillie, filante, de couleur blanchâtre. Elle est constituée par des cellules épithéliales ovales, de l'aspect et de la grosseur de gouttelettes graisseuses. Ce ne peut être qu'un *kyste dermoïde*, dont les connexions avec la muqueuse et la peau ne sont pas manifestes. L'*opération* eût dû être pratiquée par la voie sus-hyoïdienne. L'auteur cite une observation de kyste dermoïde sublingual enlevé de cette façon par Schuh. (*Pathologie und Therapie Wien*, 1854, p. 108.)

Obs. XXIII. — Th. Anger : (in *Bull. Soc. Chirurgie*, juin 1881, p. 479). — Jeune fille, âge pas indiqué, portait *depuis deux ans* dans la bouche et sur la partie latérale de la région sus-hyoïdienne une poche flasque, s'étendant fort loin en arrière. Pas d'adhérence à la muqueuse, qui formait des plis au-dessus d'elle.

Opération faite à la suite d'un traitement par le chlorure de zinc et la potasse caustique. A cause du prolongement postérieur et des adhérences du kyste, *excision* partielle, ligature des bords de l'incision. *Fistule qui ne s'est pas fermée depuis.*

Obs. XXIV. — Nicaise : *kyste canaliculé* (in *Bull. Soc. Chirurgie*, juin 1881, p. 498). Petite fille de deux ans, kyste situé à la face inférieure de la pointe de la langue, à gauche de la ligne médiane. *Volume d'une noisette.* Contenu jaunâtre, facile à distinguer à travers sa muqueuse étalée. Cette tumeur pouvait être portée en dehors de la bouche par propulsion de la langue en avant.

Opération : Incision sur la face inférieure de la langue, permet dissection du kyste. Il se continuait au niveau du raphé avec un cordon très dur, rigide, allant s'insérer en suivant *la ligne médiane aux ap. gén.* de 3 millimètres de diamètre. Cordon creusé d'un étroit canal dont la paroi avait l'aspect d'une surface cutanée. Contenu du kyste : matière grasse, homogène. Guérison.

Conclusions. a) Ce kyste était développé à la face *inférieure de la langue et non sur le plancher de la bouche.* b) Existence d'un canalicule qui paraissait être la partie secrétante, le kyste n'étant que le réservoir de la partie secrétée.

Obs. XXV. — Duplay : (in *Bull. Soc. Chirurgie*, juin 1881, p. 479). Cite un cas de kyste dermoïde du plancher de la bouche diagnostiqué puis opéré par lui. Extirpation.

Obs. XXVI. — Combalat : Mémoire sur une observation de kyste dermoïde du plancher de la bouche (in *Bull. Soc. Chirurgie*, juin 1881, p. 505). — Homme, 35 ans. Tumeur datant de la naissance, occupant *tout* le plancher buccal, faisant saillie à la région sus-hyoïdienne. Saillie de la concavité du plancher buccal. Muqueuse sèche, parcheminée. *Fluctuation* se transmettant de la bouche à la région sus-hyoïdienne. *Pas d'empreinte digitale à la pression.* Ponction exploratrice amène issue de matière sébacée, mêlée à un liquide opaque.

Opération : Extirpation. Incision de la muqueuse parabolique. Tumeur vidée. Elle avait le volume d'une mandarine. Dissection très facile, sauf au niveau des *apophyses gén. auxquelles elle adhérait* par un fort pédicule. Enlèvement complet de la poche. Guérison en quinze jours sans suppuration.

Obs. XXVII. — Hofmohl : (in *Wiener Medizinische Presse*, 12 juin 1881, p. 762). — Femme de 28 ans. Tumeur constatée six mois auparavant, faisant saillie dans le plancher de la bouche et sous le menton, gêne la déglutition et la phonation. Dans la région sus-hyoïdienne, saillie de la grosseur *d'un œuf de poule*, sur la ligne médiane, diminuant à la déglutition, donc sous-musculaire,

peau saine. Dans la bouche, muqueuse normale, très peu
amincie, recouvre, des deux côtés du frein, une tumeur
très élastique, qui fait une plus forte saillie à une pression
extérieure, *élastique et fluctuante*. Un tel développement
d'une tumeur dans cette région empêche de penser à un
kyste dermoïde, Ce doit être une grenouillette.

Opération. — Incision à gauche du frein. L'ouverture
du kyste amène l'issue, en grande quantité, d'une masse
épaisse, visqueuse, d'une couleur blanc jaunâtre. Dissection facile, sauf au niveau de la mâchoire, où il y avait des
adhérences intimes avec la muqueuse. On laissa suppurer
cette partie. Cavité maintenue ouverte après lavage phéniqué. Fièvre le lendemain. Enflure sous le menton, duc à la
suppuration de la poche, où un drain fut maintenu pendant deux jours. Guérison complète en quinze jours. Il ne
resta plus aucune saillie extérieure, et la cavité dans la
bouche était entièrement bouchée. L'*enveloppe du kyste
dermoïde* se composait d'un tissu fibreux résistant, doublé
à sa paroi interne d'un réseau de Malpighi. Le contenu
était constitué par des cellules épithéliales modifiées.

OBS. XXVIII. — Gosselin : (in *Ozenne*. — *Des kystes
dermoïdes sublinguaux*, 1881). — Femme de 21 ans. Tumeur *datant de la naissance*, accrue progressivement
depuis l'âge de quinze ans. Siège sur la ligne médiane.
Refoule la langue en arrière. Saillie, à la pression, dans la
région sus-hyoïdienne. Muqueuse buccale pas épaissie.
Coloration grisâtre au niveau de la tumeur lisso, molasse,
faussement fluctuante. Gêne dans la phonation seulement,

Opération. — Incision curviligno. Dissection facile de la
muqueuse, qui *adhère à peine* à la face antérieure du
kyste. Adhérences solides en arrière au niveau du frein,
en avant, près de l'insertion des génio-glosse, sans contracter cependant aucune union avec la face postérieure
du maxillaire. Extirpation de la poche. *Guérison* on vingt-
cinq jours après *suppuration*.

Obs. XXIX. — Desprès et Meunier : (in *Ozenne* et *Bull. Soc. Anat.*, février 1881). — Homme âgé de 52 ans. Portait *probablement* depuis la naissance une tumeur du volume d'une *grosse mandarine*. *Siège* sur ligne médiane, immédiatement en arrière du maxillaire inférieur, *au-dessus du mylo-hyoïdien, entre les génio-glosse*, qui font une double sangle sur les côtés de la tumeur. La muqueuse n'y adhère que par un tissu cellulaire lâche. Pas de consistance pâteuse, *pas d'empreinte à la pression du doigt*. Seule altération de la voix.

Opération. — Incision longitudinale de la muqueuse et léger débridement à gauche. Issue d'une matière sébacée. *Très facile énucléation du kyste. Guérison* complète en dix-huit jours.

Obs. XXX. — Dardignac : (in *Mém. Soc. Chirurgie*, octobre 1883, p. 711, rapport par Chauvel). Sexe : omis. Origine congénitale. Accroissement rapide vers la vingtième année. Siège médian. Consistance mollasse. Indolence absolue. Volume (*pas indiqué*) assez considérable pour *amener gêne de déglutition, adhérences* intimes avec le périoste du maxillaire inférieur *au niveau des apophyses geni*, connexions plus lâches avec la muqueuse buccale et les muscles géniens.

Opération. — D'abord ponction pour établir le diagnostic, puis extirpation et section du pédicule. Quelques jours après, quand les phénomènes inflammatoires ont cessé, ablation par le grattage des derniers restes de la paroi kystique. Guérison.

PARIS — IMP. V. GOUPY ET JOURDAN, RUE DE RENNES, 71.

www.ingramcontent.com/pod-product-compliance
Ingram Content Group UK Ltd.
Pitfield, Milton Keynes, MK11 3LW, UK
UKHW020132080726
13614UKWH00005B/2201